Yaimara Dorta Correa
Juan Carlos Cruz Robaina
Duvania Alcantara Castaño

Caracterización Clínico-Epidemiológica

Yaimara Dorta Correa
Juan Carlos Cruz Robaina
Duvania Alcantara Castaño

Caracterización Clínico-Epidemiológica

Caracterización clínico-epidemiológica de adolescentes con trastornos neurológicos funcionales

Editorial Académica Española

Imprint
Any brand names and product names mentioned in this book are subject to trademark, brand or patent protection and are trademarks or registered trademarks of their respective holders. The use of brand names, product names, common names, trade names, product descriptions etc. even without a particular marking in this work is in no way to be construed to mean that such names may be regarded as unrestricted in respect of trademark and brand protection legislation and could thus be used by anyone.

Cover image: www.ingimage.com

Publisher:
Editorial Académica Española
is a trademark of
Dodo Books Indian Ocean Ltd. and OmniScriptum S.R.L publishing group

120 High Road, East Finchley, London, N2 9ED, United Kingdom
Str. Armeneasca 28/1, office 1, Chisinau MD-2012, Republic of Moldova, Europe
Managing Directors: Ieva Konstantinova, Victoria Ursu
info@omniscriptum.com

Printed at: see last page
ISBN: 978-620-0-01584-6

Caracterización clínico-epidemiológica de adolescentes con trastornos neurológicos funcionales

Autores: Dra Yaimara Dorta Correa
Especialista de I y II grado en Psiquiatría Infantojuvenil
Profesor auxiliar.
Master   en atención integral al niño.
Presidente de la Sociedad Cubana de psiquiatría en el capítulo de Artemisa.
Profesor Principal de Psiquiatría.
Centro de trabajo: Hospital general Docente Comandante Pinares. San Cristóbal.
Artemisa. Cuba
Email: yaimaradc@infomed.sld.cu

Dr. Juan Carlos cruz Robaina
Especialista de primer y segundo grado en pediatría. Master en atención integral
al niño. Profesor auxiliar
Centro de trabajo: Hospital general Docente Comandante Pinares. San Cristóbal.
Artemisa. Cuba

Duvania Alcantara Castaño

Especialista de primer grado en pediatría.

Centro de trabajo: Hospital general Docente Comandante Pinares. San Cristóbal.
Artemisa. Cuba

INTRODUCCIÓN

Los trastornos neurológicos son enfermedades del sistema nervioso central y periférico, es decir, del cerebro, la médula espinal, los nervios craneales y periféricos, las raíces nerviosas, el sistema nervioso autónomo, la placa neuromuscular y los músculos. Pueden aparecer desde el nacimiento de una persona (congénitos) o durante el trayecto de la vida (adquiridos) y se encuentran entre las causas más comunes de discapacidad neurológica. [1]

Con frecuencia la persona afectada por un daño cerebral adquirido presenta inestabilidad en las emociones, depresión o pérdida de control sobre la expresión del llanto o la risa y son denominados como trastornos neurológicos funcionales (TNF). Estos trastornos han tenido una larga y difícil historia de dualismo mente-cuerpo, pero ahora se ha llegado a tener un concepto fisiopatológico definido y bases neurobiológicas que desafían las viejas suposiciones de que sus únicas causas son las anormalidades psicológicas (en otras palabras, enfermedades psicógenas). También conocidos como episodios paroxísticos no epilépticos son eventos que pueden simular crisis epilépticas. La adolescencia es un período en el que algunos de estos episodios encuentran su máxima expresión. [2]

El término funcional, adoptado por el manual diagnóstico y estadístico de los Trastornos Mentales en su 5ta edición (DSM-5), brinda una neutralidad causal y también puede aumentar el conocimiento y la aceptación del paciente. En su contexto, las convulsiones se denominan convulsiones psicógenas no epilépticas (CPNE) y/o ataques o, con menos frecuencia, trastorno de ataque no epiléptico o convulsiones disociativas. Estas denominaciones han reemplazado al término seudoconvulsiones, lo que podía implicar síntomas fingidos. [3]

Sus síntomas son distintos a los que se producen intencionalmente, como en el trastorno de simulación y el trastorno facticio. Aunque no hay pruebas que puedan demostrar si los síntomas se producen deliberadamente, puede haber una clara diferencia entre los síntomas voluntarios y los involuntarios. La comorbilidad psiquiátrica es del 50% de pacientes y hasta un 80% puede estar recibiendo tratamiento psiquiátrico. [4]

Tienen una incidencia a nivel mundial de 4-12/100.000 habitantes/año, (4-5/100.000 habitantes/año para los TNF motores); 1,5 a 4,9/100.000 habitantes/año para los casos de CPNE confirmados por electroencefalografía, y una prevalencia de 50/100.000 habitantes registrados en la comunidad. Los pacientes con TNF, pertenecen al sexo femenino en el 75-99 % de los casos y la edad de inicio de las crisis se sitúa alrededor de los 20-30 años mientras que el diagnóstico suele realizarse 7 años después del comienzo de las crisis, aunque se han observado desde los 4 hasta los 70 años. Existen pequeñas series de casos en niños, principalmente en pacientes con epilepsia, con todo el daño que puede esto conllevar (uso de medicamentos, traslado a cuidados intensivos, etc.). Un porcentaje alto de pacientes (75%) con TNF, reciben como tratamiento fármacos antiepilépticos. [3,5]

La neurología en Cuba no había alcanzado ningún desarrollo antes del triunfo de la Revolución, esto cambia en el período revolucionario donde surgen múltiples investigaciones encaminadas a conocer la prevalencia, incidencia y características de algunas enfermedades neurológicas. [6]

Debido a la presencia de un gran número de pacientes con dicha enefrmedad en Cuba, fue creado el 26 de febrero de 1989 el Centro Internacional de Restauración Neurológica (CIREN) de Cuba, cuya institución científica es considerada líder en Latinoamérica y con repercusión mundial en el estudio de los trastornos del movimiento, los accidentes cerebrovasculares, traumas craneales y las afectaciones de la médula ósea, entre otros males. A pesar de las dificultades económicas del país, la institución utiliza alta tecnología en las investigaciones biomédicas de respetable rigor científico, efectuadas desde el nivel molecular hasta el abordaje clínico multidisciplinario de pacientes. Los profesionales del CIREN hacen converger la investigación básica, la actividad clínica, la quirúrgica y la docencia, lo cual posibilita un ciclo completo para los servicios médicos asistenciales neurológicos de última generación. [7,8]

Más de mil pacientes son atendidos en esta institución anualmente, y los niños con trastornos neurológicos han sido una prioridad. Además de los niños de Cuba, ellos han llegado de decenas de países para su tratamiento y rehabilitación con un programa de cuatro períodos de 28 días en los cuales el paciente permanece interno, y es supervisado de tiempo completo por un neurólogo. [9]

En Artemisa, así como en el hospital general docente Comandante Pinares(HGDCP) se ha producido una creciente presentación de ese tipo de enfermedades en adolescentes, pero existe aún escaso conocimiento con respecto a los TNF, por lo cual se desarrolla la presente invetigacion. Se persigue además que esta sirva para continuar el camino en su estudio, ayudando a garantizar un mejor diagnóstico en el cuerpo de guardia que contribuya a hacer más factible el tratamiento de dichos pacientes desde su ingreso. Para ello nos planteamos el siguiente problema científico.

PROBLEMA CIENTÍFICO

¿Cuáles son las características que presentan los adolescentes con trastornos neurológicos funcionales?

JUSTIFICACIÓN DE LA INVESTIGACIÓN

La presente investigación dio respuesta a una de las problemáticas presentes entre los adolescentes actualmente, referido a la creciente aparición de TNF en esta etapa de la vida, por lo que a través de esta investigación se logró esclarecer algunas cuestiones referidas a dicho tema. Se tomó esta línea de investigación por su alcance no solo a nivel nacional, sino también a nivel mundial. Forma una enigmática situación que se ve incentivada por el desarrollo de la vida de los adolescentes en familias disfuncionales, la falta de apoyo familiar y de la mala comunicación existente entre la familia y los diferentes ámbitos sociales donde ellos se desenvuelven, lo cual ha llevado al incremento de pacientes con esta patología en este grupo poblacional.

NOVEDAD CIENTÍFICA

Esta investigación constituye una línea de trabajo novedosa ya que los TNF son entidades nosológicas que cada día tienen mayor manifestación entre los adolescentes, sobre lo cual existen pocos estudios hasta el momento y es la primera investigación que realizada en la provincia al respecto. Además, este estudio estableció un nuevo camino en el estudio de los mismos ayudando a su mejor comprensión y ha incrementado su identificación con el objetivo de esclarecer su diagnóstico. Su estudio ayudó no solo a los adolescentes, sino que garantizó la aceptación por parte del paciente afectado y la ayuda de los familiares de estos.

OBJETIVO GENERAL

Caracterizar a un grupo de adolescentes con el diagnóstico de trastornos neurológicos funcionales.

OBJETIVOS ESPECÍFICOS

- Clasificar los TNF según el grupo de edades y el sexo.

- Identificar el tipo de crisis en el grupo afectado.

- Determinar la presencia de enfermedades comórbidas.

- Relacionar el resultado del electroencefalograma con inducción de crisis según el tipo de crisis.

- Determinar los síntomas presentes en el grupo de adolescentes estudiados.

CAPITULO I. MARCO TEÓRICO O CONCEPTUAL

Los TNF son episodios paroxísticos de alteraciones en los movimientos, sensaciones o experiencia que pueden imitar una crisis convulsiva, siendo la causa un proceso psicológico no asociado a descargas eléctricas cerebrales anormales. Algunos autores refieren que el término pseudocrisis se presta para confusión, porque implica que el paciente al no presentar una convulsión, no está enfermo, restándole valor a otros diagnósticos diferentes al de epilepsia. [10]

La clasificación internacional de enfermedades en su décima edición (CIE-10) considera este tipo de crisis dentro de los trastornos disociativos [11], mientras el DSM-4 lo hace dentro de los trastornos de conversión [12] y en el DSM-5 se codifica como trastornos neurológicos funcionales. En las tres clasificaciones se considera que es una expresión involuntaria de alteración emocional. [13,14]

1.1 Historia de la enfermedad

El interés por la deficiencia o déficit en las personas con discapacidad inició de manera oficial el 3 de diciembre del año 1982 a través del Programa de Acción Mundial para las Personas con Discapacidad, en el que se reportaron cerca de 500 millones de personas con discapacidad a nivel mundial, se delimitaron las deficiencias mentales, físicas y sensoriales como las más frecuentes, y se recomendaron algunas medidas de salud pública para impedir la adquisición de deficiencias. [15]

Diez años después, en la Declaración de Cartagena de Indias sobre Políticas Integrales para las personas con discapacidad en el Área Iberoamericana, se retomó el tema sobre prevención de las deficiencias. En el año 2001 el Banco Interamericano de Desarrollo mencionó las principales causas de la discapacidad en América Latina a partir de un estudio realizado en 14 países de la región. Las causas identificadas fueron: enfermedades adquiridas, lesiones causadas por accidentes de tránsito, lesiones causadas por accidentes laborales, violencia, pobreza, problemas al nacer y asociadas a la edad. Las causas más frecuentes de dicho reporte fueron las tres primeras mencionadas anteriormente. [16]

La Convención sobre los derechos de las personas con discapacidad, aprobada en Colombia, indica que la categoría de personas con discapacidad incluye a aquellas que tengan deficiencias físicas, mentales, intelectuales o sensoriales a largo plazo que, al interactuar con diversas barreras, puedan impedir su participación plena y efectiva en la sociedad. Fueron descritas inicialmente con el desafortunado término de histeroepilepsia por Charcot y posteriormente por Rabe[17], constituyen en la actualidad un desafiante problema diagnóstico, psicopatológico y psicoterapéutico de la práctica clínica.

1.2 Epidemiología

Las crisis no epilépticas psicógenas suponen entre un 17 y un 30% de la población atendida en unidades de epilepsia de hospitales de tercer nivel para evaluación de crisis resistentes al tratamiento farmacológico, la gran mayoría son de tipo conversivo. Por otra parte, se ha observado que el 10,7% de los pacientes con TNF muestran también crisis epilépticas. [18]

Los síntomas neurológicos psicógenos son comunes y explican 1-9% de los síntomas neurológicos observados en la población general. En principio, estos síntomas pueden afectar cualquier aspecto de la función neurológica. Sin embargo, la pérdida de movimientos (parálisis) o movimientos anormales, como el temblor, se encuentran entre los más comunes de los desórdenes neurológicos psicógenos. 10-15% de los pacientes en medicina general presentan síntomas de conversión en algún momento de su vida. Esta cifra global, sin embargo, disfraza un cambio en el tiempo del 29% en el 1950 y el 17% en la década de 1960, con una constante baja tasa del 4% por cada década desde entonces. [5,19]

Preponderancia del sexo femenino de 2:1 se presenta a partir de los 15-20 años, se da más en clases sociales bajas y en ámbitos de consultorio: se presenta en hogares con disgregación familiar y en los psicológicamente ingenuos (no aceptan etiología emocional). La ocurrencia de TNF tiene dos picos de prevalencia: la adolescencia y la adultez temprana, entre los 25 y los 35 años de edad, aunque en una reciente publicación Duncan y Cols[20], describieron la ocurrencia de TNF en una población mayor a 55 años.

Resulta importante mencionar que existen numerosas publicaciones que describen una historia neurológica positiva en pacientes con TNF, como traumatismos de cráneo con pérdida de conocimiento, antecedentes de meningitis o de Quiste aracnoideo, y como ya mencionamos, crisis de epilepsia. Por lo tanto, una historia neurológica positiva no descarta la presencia de TNF. [21]

1.3 Fisiopatología

1.3.1 Perspectivas psicológicas

El modelo tradicional ha sido el de la conversión, por la cual, psicológicamente, la angustia se convierte en un síntoma físico. Los modelos psicodinámicos contemporáneos remarcan que un síntoma puede suprimir una emoción o servir para resolver dilemas, apoyar importantes relaciones interpersonales, o escapar de los conflictos de ellos. Si bien las experiencias hostiles pueden aumentar el riesgo de TNF, éstos no pueden explicar completamente su desarrollo, teniendo en cuenta limitaciones como: la falta actual de una explicación para el mecanismo neurofisiológico de la conversión, el hecho de que exposiciones similares crean diferentes síntomas en diferentes pacientes, la larga latencia entre la exposición y la aparición del TNF en algunos pacientes (dilema denominado *¿por qué ahora?*) y la ausencia de eventos aversivos en muchos pacientes.[22]

Las respuestas sugeridas para la pregunta *¿por qué ahora?* incluyen el efecto sensibilizador de los eventos recientes, como traumas, enfermedad médica, eventos fisiológicos o psicofisiológicos, los que pueden formar una sólida experiencia somatosensorial incrustada en fuertes ideas y expectativas acerca de estos eventos. La desregulación de la atención es una característica importante de los TNF. Las teorías psicológicas más recientes se han centrado más en cómo se producen sus síntomas que en la razón por la que se desarrollan. Estas teorías han sido elaboradas para los TNF en general y para las CPNE. [23]

El modelo cognitivo integrativo destinado a las TNF propone que factores tales como las respuestas inherentes a las emociones, las ideas sobre enfermedades y los modelos de enfermedad, contribuyen a la formación de un síntoma andamio que, especialmente en el contexto de una inhibición deficiente, puede ser activado por la excitación o por estímulos internos o externos percibidos como amenazadores.[24]

Estos modelos explican por qué las manifestaciones de los TNF conforman creencias fácticamente incorrectas de cómo deberían manifestarse los síntomas y cómo el sistema nervioso podría manejarlos erróneamente. Un ejemplo es el campo visual tubular, que es incompatible con las leyes de la óptica. Esto también explica por qué los síntomas funcionales pueden ser internamente inconsistentes, como caminar sobre hielo, donde la expresión de desequilibrio del paciente se manifiesta por una marcha a los tumbos, la desviación axial oscilante sobre una base estrecha, inconsistente con un equilibrio realmente deteriorado.[25]

1.3.2 Perspectivas Neurobiológicas

Las neuroimágenes funcionales han esclarecido la disfunción en los TNF, en el nivel de actividad de la red cerebral, la conectividad y las áreas anatómicas específicas con una demanda metabólica alterada y tareas complejas. Las primeras investigaciones hallaron diferencias entre la debilidad fingida y la funcional. En la primera no existe activación al recibir la orden de moverse, mientras que, en la segunda, la activación normal con áreas asociadas con la preparación del movimiento se acompaña de una activación en la corteza prefrontal, que sería inesperada durante la activación voluntaria del movimiento. En los pacientes con temblor funcional, distonía o anormalidades de la marcha, existe **hipoactivación del área motora suplementaria**, una estructura clave involucrada en la selección de las acciones y la preparación del movimiento, y también conectividad anormal entre el área motora suplementaria y las áreas límbicas.[26]

Estas anomalías, activadas a través de estímulos emocionales negativos, pueden asociarse con una activación anormalmente incrementada en las áreas que participan en el reconocimiento de las emociones y la autoconciencia (principalmente las amígdalas y el *gyruscingulate*) y en redes relacionadas con el procesamiento de las emociones y la teoría de la mente (capacidad de representar estados mentales para comprender las intenciones de los demás y predecir las interacciones sociales intencionales futuras). Una explicación atractiva de cómo los movimientos que parecen de naturaleza voluntarios (porque se alteran con la distracción) se experimentan como involuntarios, es el déficit en la percepción de la acción o de los movimientos. Debido a la desconexión relativa entre el área motora suplementaria y las áreas que generalmente seleccionan o inhiben el movimiento (por ej., la corteza prefrontal), los movimientos ocurren sin una percepción normal de la acción.[27]

1.3.3 Perspectivas Integradoras

En última instancia, se necesita un modelo que integre estas perspectivas neurobiológicas y psicológicas en un marco biopsicosocial. Este marco debe incluir los factores de predisposición, precipitación y perpetuación que afectan la genética, las redes neuronales, el temperamento, la cognición, la emoción y las influencias ambientales.[2, 21,28]

1.4 Factores de riesgo

Los TNF ocurren más en el contexto de conflicto social y familiar, con frecuencia hay antecedentes de abuso físico y sexual (22-32%), como también dificultades académicas y rechazo escolar. El riesgo es mayor en poblaciones marginales e inmigrantes. Estudios de pacientes pediátricos con pseudocrisis más epilepsia asociada, muestran como factores de riesgo, la depresión, historia familiar de epilepsia, historia de enfermedad psiquiátrica y un ambiente familiar inadecuado. Otro factor puede ser sufrir un traumatismo físico, a menudo, los episodios sobrevienen en forma reactiva a una situación estresante ambiental o en circunstancias conflictivas, de manera que una cuidadosa historia y exploración física con la observación de los signos y síntomas que no son fisiológicos y son incompatibles con un trastorno neurológico episódico, pueden identificar con frecuencia el origen psicológico de los síntomas.[4,29]

1.5 Formas clínicas

Los signos y síntomas varían según el tipo de trastorno neurológico funcional y pueden tener patrones específicos. Normalmente, estos trastornos afectan los movimientos o los sentidos, como la capacidad para caminar, tragar, ver u oír. La gravedad de los síntomas puede variar y estos pueden ser de corta o larga duración. No obstante, no se pueden producir intencionalmente ni controlarse.[30]

1.5.1 Manifestaciones clínicas

> ➤ Actividad motora bilateral exagerada con preservación de la conciencia.

> ➤ Fibrilación palpebral.

> ➤ Ausencia de apnea o presencia de hiperventilación.

> ➤ Semiología cambiante de crisis.

> ➤ Por lo general no hay mordedura de la lengua y de presentarse es la punta.

> ➤ Movimientos rotatorios de cabeza o de pelvis.

> ➤ Movimientos de pataleo en miembros inferiores.

> ➤ Ausencia de daño físico.

> ➤ Ausencia de confusión posictal.

> ➤ Llanto posictal, obscenidades.

> ➤ Sensibilidad a la sugestión (tanto al inicio como el curso de la crisis)

> ➤ Se pueden generar en situaciones específicas.

> ➤ Raras cuando el paciente está solo. [30,31]

1.5.2 Trastornos neurológicos funcionales motores

Las características clínicas sugestivas incluyen la aparición súbita, la desaparición con la distracción, el aumento con la atención y la fatiga excesivas o, la demostración de esfuerzos. Dentro de este contexto, el examen puede establecer un resultado positivo en lugar de un diagnóstico excluyente de trastornos motores y trastornos epileptiformes [32]. La debilidad funcional es reconocida por la variación de su gravedad en el tiempo y el rendimiento discordante entre las evaluaciones, especialmente durante el mismo examen. Puede ser global o limitada a un lado del cuerpo, imitando a un accidente cerebrovascular. Un patrón de debilidad para ceder el paso puede implicar la incapacidad para girar la cabeza hacia la extremidad paralizada (con el músculo esternocleidomastoideo afectado atípico), signo Hoover de la pierna débil, y la extensión sin pronación del brazo débil.[33]

El temblor funcional se caracteriza por una frecuencia variable y una respuesta característica a los movimientos rítmicamente indicados (conocidos como prueba de arrastre). El parkinsonismo funcional se manifiesta con una lentitud excesiva, sin debilidad ni fatiga, así como una resistencia variable a la manipulación pasiva (rigidez blanda), con velocidad normal para los movimientos espontáneos. El temblor funcional concurrente puede motivar el diagnóstico erróneo de enfermedad de Parkinson. La distonía funcional se manifiesta en forma paroxística o con flexión plantar fija e inversión de los pies. En la distonía funcional son comunes el comienzo brusco y el dolor (fija) pero en la distonía orgánica son raros, excepto en la distonía cervical.[34]

La distonía funcional de la región craneana incluye contracciones tónicas de la boca desviada hacia un lado, contracción unilateral o bilateral del músculo cutáneo del cuello, desviación de la lengua y de la mandíbula y cuando compromete el cierre ocular, la elevación más pronunciada de la ceja contralateral que la contracción de la ceja ipsilateral.[35]

1.5.3 Trastornos neurológicos funcionales con manifestaciones sensoriales

Las características diagnósticas positivas, pero menos confiables, de las alteraciones somatosensoriales funcionales incluyen la separación precisa de la sensibilidad vibratoria en la línea media tomada en los huesos de la frente o del esternón, o la pérdida sensorial claramente demarcada en la ingle o el hombro. La prueba del campo visual puede mostrar un defecto tubular o una hemianopsia con ambos ojos abiertos, pero un campo visual normal en el ojo no afectado. El mareo postural perceptual persistente es un término nuevo para el mareo funcional, que surgió de los conceptos anteriores que incluyen el vértigo postural fóbico, el vértigo visual y los mareos subjetivos crónicos. Esta condición se define como mareo persistente provocado por la postura erguida, los movimientos activos o pasivos y la exposición a estímulos visuales móviles o patrones visuales complejos.[2,36]

Por lo general, se desencadena por un episodio de mareos agudos, como la neuronitis vestibular o los ataques de pánico. Los síntomas persisten debido a la falla de readaptación vestibular y cerebral. La ansiedad secundaria y el trastorno funcional de la marcha son acompañantes comunes. Si bien el dolor no es parte de los TNF definidos por el DSM-5, es una comorbilidad común, especialmente en la forma de fibromialgia asociada, dolor espinal crónico, síndrome de dolor regional complejo o migraña. Al igual que con el inicio repentino, el dolor es común en la distonía fija, pero es raro en la distonía orgánica, salvo en la distonía cervical.[2, 13, 37]

1.5.4 Trastornos neurológicos funcionales axiales

Las alteraciones axiales funcionales incluyen los trastornos de la marcha y de la postura. Algunos patrones de marcha suelen presentarse en pacientes con TNF, como la lentitud de la recuperación, la astasia-abasia y el pandeo de la rodilla. La excesiva demostración de esfuerzo durante la deambulación (también conocida como signo de jadeo y resoplido) es poco sensible pero altamente específica de los trastornos funcionales de la marcha. Las anormalidades posturales funcionales del tronco pueden manifestarse como sacudidas mioclónicas que afectan al tronco (a menudo diagnosticadas como mioclono propio espinal), y más raramente, como flexión fija hacia delante de la columna toracolumbar, que también se conoce como camptocormia.[38]

1.5.5 Trastornos neurológicos del habla funcionales

Estos trastornos son comunes e incluyen la falta de fluidez, similar a la tartamudez, déficits de articulación, demostración visible de esfuerzo y anomalías prosódicas (incluido el acento extranjero), a menudo con funciones superpuestas. Los trastornos funcionales de la voz, que incluyen la afonía o disfonía en ausencia de patología de las cuerdas vocales o neurológicas, son insuficientes para catalogar la naturaleza y la gravedad del trastorno de la voz. [39]

1.5.6 Trastornos neurológicos funcionales paroxísticos incluyendo convulsiones/ataques

Si bien la gravedad de la mayoría de los TNF fluctúa con el tiempo, algunos son estrictamente episódicos. En un extremo del espectro, hay pacientes con acinesia paroxística, habitualmente evaluada por los cardiólogos ante síncopes cardiogénicos. Las características positivas típicas son los ataques prolongados con los ojos cerrados. En el otro extremo, hay una variedad de hipercinesias paroxísticas (por ej., temblor, distonía y sacudidas) sin una alteración aparente de la conciencia o eventos convulsivos con caídas y deterioro de la conciencia variable o completo (es decir, CPNE). Las pistas clínicas útiles que distinguen estas alteraciones de las convulsiones epilépticas son: la larga duración de los episodios de temblor (>3 minutos, colocando a los pacientes en riesgo de ser mal tratados por un estado epiléptico), el curso fluctuante de las convulsiones, los movimientos asincrónicos de las extremidades, el empuje pélvico, los movimientos laterales de la cabeza, los ojos cerrados, el llanto ictal y la semejanza con eventos ictales.[40]

La concurrencia de síntomas funciones interictales (por ej., temblor funcional) también respalda la interpretación de los movimientos paroxísticos como la manifestación de un TNF. El registro simultáneo de parámetros de video y fisiológicos (por ej., actividad eléctrica cortical, muscular y cardíaca, o de la presión arterial y la oxigenación) ayuda a excluir enfermedades neurológicas o médicas reconocidas, para llegar a un diagnóstico preciso de TNF, documentado o avalado por el laboratorio. Estos síntomas pueden verse facilitados por la conciencia de enfermedad, la ansiedad por la salud y la vigilancia excesiva de las amenazas (secuelas reconocidas de experiencias abusivas). Independientemente del mecanismo inicial, una vez que los síntomas funcionales se forman, el cuadro puede verse perturbado por la evitación fóbica, los trastornos afectivos y, con el tiempo, la plasticidad cerebral, que pueden perpetuar el cuadro.[41]

1.5.7. *Signos clínicos en trastornos neurológicos funcionales seleccionados*

El signo de Hoover para la debilidad de la pierna está presente si la extensión de la cadera es débil y se corrige cuando el paciente flexiona la cadera contralateral contra la resistencia, mientras que la extensión sin pronación del brazo débil está presente cuando el brazo afectado extendido mantenido en supinación desde el principio no puede hacer la pronación cuando es extendido.[42]

La contracción tónica de la boca con desviación de esta, la mandíbula y la lengua, postura fija de la mano y del pie: fenotipos de distonía fija expresados como posturas fijas de la mandíbula (desviación unilateral, a menudo con activación del platisma ipsilateral, resistente a manipulación pasiva), la mano (con preservación de la función de pinza) y el pie (inversión de tobillo con flexión plantar). En el defecto de visión tubular o ceguera funcional, la visión tubular es positiva cuando el área del defecto del campo visual permanece sin cambios a pesar de moverse lejos del objetivo visual.[2, 28,43]

1.6 Diagnóstico

1.6.1 Criterios de diagnóstico

Para la realización de esta investigación se tuvo en cuenta los criterios diagnósticos descritos en el DSM-5 para los TNF:

> ➤ Uno o más síntomas que afecten el movimiento del cuerpo o los sentidos.

> ➤ Los síntomas no se pueden explicar en función de una enfermedad neurológica, afección u otro trastorno de salud mental.

> ➤ Los síntomas causan una angustia importante o problemas en el ámbito social, laboral o en otras aéreas, o son tan significativos que se recomienda una evaluación médica.[13,44]

Se han desarrollado criterios clínicos de diagnóstico para los TNF que poseen una elevada confiabilidad entre operadores pues utilizan la videoelectroencefalografía (video-EEG), que sirve para proporcionar un diagnóstico definitivo respaldado por el laboratorio. El monitoreo con video-EEG prolongado consiste en el registro continuo del comportamiento del paciente y de la actividad del electroencefalograma (EEG) de manera simultánea, con el objetivo de analizar la actividad intercrítica y fundamentalmente del registro de la crisis. Se trata de establecer la correlación electro-clínica durante las crisis.[45]

Por el contrario, los criterios de diagnóstico para los trastornos motores funcionales pueden tener una confiabilidad interoperador deficiente cuando se aplican a los trastornos del movimiento clínicamente dudosos. Los criterios de Gupta-Lang para los trastornos funcionales del movimiento están apoyados en el laboratorio, una definida categoría diagnóstica basada en los hallazgos electrofisiológicos en el mioclono funcional (mediante la electromiografía) y la electroencefalografía con promedios back-averaaging, para evaluar el potencial de premovilización, y el temblor funcional (electromiograma superficial), para documentar, entre otras características, el arrastre, también denominado coherencia y signos de coactivación).[46]

Las categorías diagnósticas probables y posibles para los trastornos del movimiento funcionales no son útiles porque obligan a los médicos a utilizar un enfoque excluyente para el diagnóstico, al requerir estudios para excluir otros trastornos. Una categoría definida permite un diagnóstico basado en exámenes inclusivos, con investigaciones adicionales solo en casos seleccionados para la confirmación apoyada en el laboratorio. Los estudios electrofisiológicos y psicofísicos han proporcionado información adicional que ha dado sustento a las predicciones del modelo tradicional. El papel de la atención también se pone de relieve por la supresión de los síntomas con la distracción, una característica central del diagnóstico de TNF. Utilizada al revés, la práctica de desviar la atención de la zona afectada ha proporcionado una base para nuevas fisioterapias.[47]

En los pacientes con TNF, el estado de reposo funcional en la resonancia magnética ha demostrado una fuerte conectividad funcional entre las áreas involucradas en la emoción (ínsula), el control ejecutivo (circunvolución frontal inferior y corteza parietal), y el movimiento (surco precentral). El diagnóstico se basa en determinar los elementos del examen neurológico que muestren inconsistencia (es decir, patrones cambiantes a lo largo del tiempo, con susceptibilidad a la distracción) y/o incongruencia (es decir, un cuadro clínico incompatible con patrones orgánicos conocidos). Ahora, un nuevo estudio muestra que un tipo de escáner cerebral llamado imágenes de resonancia magnética de conectividad funcional (fcMRI, por sus siglas en inglés), que muestra cómo interactúan las regiones del cerebro, puede detectar de manera fiable diferencias fundamentales en cómo se conectan los cerebros individuales. Por ello, podría usarse potencialmente para distinguir a las personas sanas de las personas con enfermedades o trastornos cerebrales, y proporcionar información sobre las variaciones en la capacidad cognitiva y los rasgos de personalidad.[48]

La efectividad del diagnóstico puede aumentarse explicando al paciente cómo se realizó el mismo, incluidas las características específicas del examen que lo hacen clínicamente definitivo, siempre que pueda lograrse ese nivel de certeza. El éxito en este paso asegura que el paciente se vaya con una validación de los síntomas neurológicos y/o discapacidad, la confianza en el diagnóstico, evitando la necesidad de buscar opiniones médicas alternativas, la sensación de colaborar con el neurólogo y la comprensión de los fundamentos del manejo multidisciplinario que se ha adaptado, que puede incluir intervenciones psicológicas.[2,49]

1.7 Comorbilidad

En pacientes con esta patología se ha encontrado una alta prevalencia a lo largo de la vida de múltiples trastornos psiquiátricos, incluso se ha observado la presencia simultánea de dos o más diagnósticos psiquiátricos en el 70% de los pacientes. Los trastornos del estado de ánimo llegan al 64%, los trastornos por abuso de sustancias al 42%, el trastorno por estrés postraumático (TEPT) al 49%, otros trastornos de ansiedad alcanzan el 47 % y los trastornos disociativos aparecen en el 91% de estos pacientes en estudios aislados, mientras que en la gran mayoría de los pacientes no existen. El dolor y la fatiga crónicos son comorbilidades comunes en los TNF. Dentro de las patologías neurológicas que encontramos con mayor frecuencia está la epilepsia, la cual se diagnostica en muchas ocasiones estando en presencia de un trastorno neurológico funcional y al contrario de lo que muchos pueden pensar suele concomitar con los TNF. Otras pueden ser las crisis vagales y la migraña, que aparecen con menor frecuencia que la epilepsia.[5, 50]

En la Pandemia por Covid-19 se han reportado efectos directos e indirectos sobre la salud mental, inclusive sintomatología neurológica, neuropsiquiátrica y neuropsicológica con posibles efectos a largo plazo, y se sospecha que en los próximos años podría haber un aumento de las tasas de incidencia de trastorno neurodegenerativos a nivel mundial. Es probable que tenga diversas implicaciones en el bienestar y la salud mental, ya sea por nuevos casos de alteraciones psiquiátricas o neurológicas o por ser un factor exacerbante en personas con diagnóstico previo de enfermedades mentales.

Se han identificado(...) posibles efectos en la capacidad funcional individual, inclusive síntomas depresivos y de ansiedad, insomnio, agitación, delirio, comportamiento suicida y síndrome de estrés postraumático. También se han reportado períodos de confusión conocidos como niebla mental (brain *fog*), con muchos síntomas psicológicos que incluyen desorientación, poca energía, dificultad para concentrase y nombrar palabras, temblores, fatiga, olores fantasmas y vértigo. Este conjunto de manifestaciones neurológicas observadas en los pacientes se ha denominado NEUROCOVID-19.[51]

1.8 Diagnóstico diferencial

- Epilepsia
- Síncopes cardiogénicos
- Tumores intracraneales
- Otras[52]

- Cefalea migrañosa
- Síndrome de Güillaín-Barré
- Crisis vagales

1.9 Tratamiento

El tratamiento de los TNF es un proceso que comienza con la explicación del diagnóstico de una manera que ayude al paciente a comprender y ganar confianza en eso. Esto, a su vez, aumenta las posibilidades de adherencia y éxito de las estrategias terapéuticas. No existen estudios controlados aleatorios que se hayan realizado para su tratamiento. En este caso, la elección es el abordaje psiquiátrico y psicoterapéutico específico, y su dirección dependerá en gran medida del diagnóstico psiquiátrico y de los factores predisponentes, precipitantes y perpetuadores de los TNF encontrados en cada caso en particular. Aunque la evidencia de ensayos clínicos aleatorizados es limitada, están surgiendo datos prometedores de estudios de cohorte aleatorizados piloto para apoyar tratamientos específicos. Todavía no se conoce por completo cuál es la mejor forma de seleccionar pacientes para tratamientos específicos y predictores de respuesta, pero se pueden aplicar ciertos principios generales. [53]

1.9.1 Principios generales

> El diagnóstico debe establecerse antes de comenzar la terapia y ser comunicado claramente al paciente, dentro de un marco de referencia biopsicosocial.

> Fomentar la transparencia, especialmente con respecto a las características positivas.

> Explorar y abordar las creencias y conductas de enfermedad inútiles.

> Asegurarse de que el paciente comprende el potencial de reversibilidad y está motivado para cambiar.

> Fomentar la independencia y el automanejo durante el tratamiento.

> Involucrar en el tratamiento a la familia y a los cuidadores. [54]

1.9.2 Tratamientos psicológicos de los trastornos neurológicos funcionales

Tradicionalmente, el tratamiento de elección ha sido las intervenciones psicológicas. Los resultados de la terapia cognitivo-conductual (TCC) han sido particularmente prometedores, en especial las adaptadas a los trastornos del movimiento funcionales.

También han mostrado su utilidad la psicoterapia cognitivo multimodal basada en el comportamiento para los TNF, así como la TCC orientada al automanejo y, la terapia interdisciplinaria interpersonal psicodinámica para una gama más amplia de estos trastornos. La TCC es un tratamiento estructurado, de tiempo limitado, que ayuda a los pacientes a identificar cómo el pensamiento afecta los estados emocionales o comportamientos específicos. Esta y otras psicoterapias (diseñadas para los TNF) incluyen educación, habilidades para ganar el control de la afección, reconocimiento de los factores desencadenantes, cambios en las cogniciones y comportamientos asociados con las convulsiones, y extensión de la terapia a otros aspectos de la comunicación interpersonal.[55]

1.9.3 Tratamiento físico de los trastornos neurológicos funcionales

Se ha reconocido un papel más importante de la fisioterapia, para los cuadros en los que predominan los síntomas motores. Sin embargo, mientras que muchos estudios se centran en el tratamiento físico, los programas más exitosos incorporan modalidades psicoterapéuticas (por ej., TCC, psicoeducación, técnicas de reducción del estrés), lo que subraya la importancia de abordar los elementos cerebrales y del comportamiento. Las estrategias de rehabilitación motriz tienen como objetivo ayudar a que el paciente establezca el control normal del movimiento a través de la fisioterapia, la terapia ocupacional o la terapia del habla, basadas en la comprensión del TNF. [56]

El reentrenamiento motor comienza estableciendo patrones de movimiento básicos (por ej., cambios del peso), con el objetivo de modificar la complejidad del movimiento, aumentado secuencialmente hacia patrones de movimiento normales. El foco está en la función y el movimiento automático (por ej., caminar) y no en los impedimentos específicos (por ej., la debilidad), y movimientos controlados, como los ejercicios de fortalecimiento. La reducción de la severidad de los síntomas mediante la distracción puede usarse como parte del reentrenamiento motor, redireccionando el foco de atención del paciente hacia la finalidad del movimiento (por ej., pasar de la cama a la silla) y alejándolo de los componentes individuales de este (por ej., extensión de la rodilla).[57]

Alentando los movimientos que se inician de forma más automática, como el cambio de peso rítmico o los movimientos novedosos, como caminar hacia atrás, se pueden desencadenar patrones de movimiento normales. Como parte del tratamiento deben abordarse las cogniciones (por ej., pensar "mis nervios están dañados") y los comportamientos inútiles (por ej., actuar como si moverse pudiera causar más daño), con el fin de integrar aspectos importantes del tratamiento psicológico.[58]

En el dolor y la fatiga crónicos los pacientes pueden beneficiarse de intervenciones específicas. Puede ser necesaria la adaptación del enfoque terapéutico (por ej., tratamiento de menor intensidad o domiciliario). Las intervenciones ambulatorias (rehabilitación física o neurológica) pueden ayudar a los pacientes con síntomas menos severos, y el éxito del tratamiento a veces se puede lograr en períodos cortos.[59]

1.9.4 Otros tratamientos

La depresión, ansiedad y el dolor comórbido pueden tratarse farmacológicamente. Sin embargo, los tratamientos sintomáticos (por ej., medicamentos antitemblor) no son apropiados. Por otra parte, pueden ocurrir respuestas favorables a cualquier tratamiento farmacológico, debido a los efectos positivos sobre el estado de ánimo, la enfermedad coexistente o por un efecto placebo. El tratamiento multidisciplinario para los pacientes gravemente afectados ha mostrado resultados alentadores. Como tratamientos complementarios se han utilizado la estimulación eléctrica transcutánea, estimulación magnética transcraneana y la sedación terapéutica con propofol. El mecanismo de acción de los tratamientos de neuromodulación central y periférica es incierto, aunque es probable que esté mediado por un efecto cognitivo conductual y no por la modificación de la excitabilidad cortical.[60]

1.10 Pronóstico

Debido en parte a falta de reconocimiento o a diagnósticos erróneos de los TNF, no hay terapeutas experimentados y su pronóstico sigue siendo colectivamente pobre, persistiendo con el tiempo, la discapacidad o incluso el empeoramiento. Muchos pacientes con buen entendimiento y la aceptación del diagnóstico continúan teniendo síntomas severos a pesar del tratamiento. Los litigios o solicitudes de discapacidad en curso pueden actuar como conflictos de intereses que afectan la probabilidad de éxito en algunos pacientes. Los predictores negativos incluyen la duración prolongada de los síntomas (con acumulación de discapacidad grave y beneficio secundario) antes del diagnóstico y los trastornos de personalidad, considerando que los buenos resultados están asociados con la edad joven y el diagnóstico temprano. Incluso en escenarios desfavorables, el tratamiento de las comorbilidades y la limitación del daño iatrogénico son estrategias importantes que pueden lograrse si el diagnóstico se hace con precisión, con el concurso de fisiatras y otros profesionales de la salud. En la actualidad no hay factores clínicos o pruebas auxiliares establecidos para distinguir a los pacientes que se pueden beneficiar de las modalidades terapéuticas y durante qué período.[2,61]

CAPITULO II. DISEÑO METODOLÓGICO

2.1. Aspectos generales: Se realizó un estudio descriptivo, de corte longitudinal y prospectivo, en un grupo de adolescentes ingresados en el servicio de pediatría durante el período comprendido entre enero de 2020 y diciembre de 2022, donde el ingreso fuese motivado por cualquiera de las formas clínicas de los TNF.

2.2 Definición de universo y muestra

Universo: Estuvo constituido por 52 pacientes, el total de adolescentes que ingresaron por cualquiera de las formas clínicas de TNF.

Muestra: estuvo constituida por 38 pacientes y fue seleccionada teniendo en cuenta los siguientes criterios:

Criterios de inclusión

> Consentimiento informado de los padres.

> Que el adolescente deseara participar en la investigación.

> Encontrarse entre 10 y 17 años de edad.

> Que su seguimiento y atención fuese en e lhospital general docente Comandante Pinares.

Criterios de exclusión

> Que el paciente tenga el diagnóstico de   epilépsia.

> Que el paciente este participando   en otra investigación

Criterios de salida

> Que el paciente decida continuar su tratamiento en otro centro hospitalario.

> Que no se haya constatado el resultado del EEG por la no asistencia del paciente a la consulta evolutiva.

El estudio se desarrolló en tres etapas:

➢ Etapa de información.

➢ Etapa de recolección de datos.

➢ Etapa de análisis y discusión de los resultados.

Etapa de Información: Se informó a los adolescentes y sus padres el contenido y el objetivo de esta investigación, con el fin de hacer más dinámico el trabajo a realizar y de que estos entendieran la importancia de la misma para ayudarlos a la comprensión de los TNF y su mejor aceptación. (ANEXO 1)

Etapa de recolección de datos: esta etapa consistió en la aplicación de un cuestionario (ANEXO 2) para datos generales con el propósito de obtener la información necesaria para nuestro estudio. Este instrumento incluyó los aspectos esenciales relacionados con el tipo de crisis, enfermedades comórbidas, relación del diagnóstico inicial con el resultado del EEG y los síntomas presentes en los adolescentes estudiados. El mismo contó con varias preguntas, todas ellas de respuestas estructuradas selección múltiple, lo que confirió objetividad al instrumento. En la calificación de este instrumento se utilizó una escala cuantitativa.

Etapa de análisis y discusión de los resultados: posterior a la recolección de los datos necesarios para la investigación, se realizó el análisis de los mismos mediante tablas, así como la discusión a través de la comparación con estudios realizados por otros autores dentro y fuera del país.

2.3 TÉCNICAS Y PROCEDIMIENTOS:

Para obtener la información los pacientes fueron evaluados inicialmente por las doctoras especialistas en neurología y psiquiatría, a los cuales se les aplicó una entrevista médica individual y familiar, examen físico neurológico y EEG con inducción de crisis.

2.3.1 Métodos para obtener la información:

> Cuestionario (ANEXO 2).

> Revisión documental (bibliografía).

Para su diagnóstico se tuvo en cuenta los criterios diagnósticos del manual diagnóstico y estadístico de TNF en su 5ta edición.

Se utilizaron métodos teóricos y empíricos.

Métodos teóricos

> Histórico lógico: Nos permitió realizar el análisis del comportamiento del problema, desde el nivel internacional hasta el municipio.

> Análisis y síntesis: Posibilitó arribar a conclusiones con respecto a los TNF en el grupo estudiado.

> Inducción y deducción: Permitió obtener de forma lógica el conocimiento científico y establecer la unidad entre lo particular, lo singular y lo general.

Métodos empíricos

El método empírico que se utilizó fue el cuestionario, el cual se llevó a cabo por la autora del estudio.

Una vez obtenida la información, se categorizaron las variables de interés para el estudio, las que describimos a continuación:

2.4 OPERACIONALIZACIÓN DE LAS VARIABLES

VARIABLE	TIPO	DEFINICIÓN	ESCALA
Edad.	Cuantitativa continua.	Tiempo en años transcurrido desde el nacimiento.	Por grupo de edades: 10 -11 años. 12 -13 años. 14 -15 años. 16 -17 años.
Sexo	Cualitativa nominal o dicotómica	Según características sociodemográficas	Femenino Masculino
Tipo de crisis	Cualitativa Nominal Dicotómica	TNF motores: TNF en el que se produce afectación del movimiento tanto de miembros superiores como inferiores.	Presente Ausente
		TNF con manifestaciones sensoriales: TNF en el que se produce afectación de los sentidos (audición, visión, gusto, tacto y olfato).	Presente Ausente

		TNF axiales: TNF que produce los trastornos de la marcha y de la postura.	Presente Ausente
		TNF del habla Funcionales: TNF que produce afectación de la fluidez en el lenguaje	Presente Ausente
		TNF paroxísticos incluyendo convulsiones/ataques: caracterizada por movimientos voluntarios que simulan convulsiones.	Presente Ausente
Enfermedades comórbidas	Cualitativa Nominal dicotómica	Episodios depresivos: alteración del Estado de ánimo	Presente Ausente
		Trastornos por abuso de sustancias se define por la ingestión de sustancia con el objetivo de hacerse daño	Presente Ausente
		Trastorno por estrés postraumático pacientes han sufrido una situación estresante.	Presente Ausente
		Trastornos de ansiedad:	Presente

		alteración del Estado de ánimo	Ausente
		Trastornos disociativos: definen como una alteración las funciones integradoras de conciencia.	Presente Ausente
Resultado del EEG con inducción de crisis	Cualitativa ordinal	Prueba que registra la actividad eléctrica del Sistema Nervioso Central (SNC)	Positivo Negativo Inespecífico
Sintomatología	Cualitativa Nominal	Cefalea Dolor abdominal Dolores musculares Dolor torácico Náuseas Vómitos Temblores	Presente Ausente

En el análisis de las variables se expuso como escala para las enfermedades comórbidas, el tipo de crisis y la sintomatología si estaban ausentes o presentes, según la respuesta del paciente al aplicar el cuestionario, mientras que el resultado del EEG se evaluó como positivo, negativo o inespecífico. Este fue positivo cuando se recogió algún signo de irritación en el análisis de la actividad eléctrica del SNC y, por el contrario, fue negativo si no existieran los signos de irritación antes mencionados, siendo inespecífico cuando los resultados fueron imprecisos.

En el procesamiento estadístico se incluyeron técnicas descriptivas e inferenciales. Para el resumen de los datos se emplearon las frecuencias absolutas y los porcentajes, además de la media aritmética, únicamente para la edad de las pacientes. Con los datos obtenidos se confeccionó una base de datos primaria, a partir de la cual se crearon tablas de distribución de frecuencias, para su mejor análisis y comprensión.

2.5 CONSIDERACIONES BIOÉTICAS.

Dada la necesaria participación directa de los sujetos de investigación en el desarrollo de la misma y teniendo en cuenta la Declaración de Helsinki (2013)[62] la cual contiene las recomendaciones a los médicos en la investigación biomédica en seres humanos y cumpliendo con los principios de la ética médica, se solicitó el consentimiento informado explícito (ver ANEXO 1) de los pacientes, de ser tomados como miembros de una investigación, luego de ser informados correctamente sobre qué, por qué y para qué hacemos el estudio, e informarles que eran libres de elegir su participación en la misma.

CAPÍTULO III. RESULTADOS Y DISCUSIÓN

Tabla 1. Relación de adolescentes con TNF según grupo de edades y sexo

Grupo de edades	Sexo				Total	
	Femenino		Masculino			
	n	%	n	%	n	%
10-11 años	3	7.8	1	2.6	4	10.7
12-13 años	5	13.1	1	2.6	6	15.7
14-15 años	7	18.6	2	5.4	9	23.6
16-17 años	15	39.4	4	10.5	19	50.0
Total	30	78.9	8	21.1	38	100

n: número de pacientes

En la tabla 1 se puede apreciar que los TNF en el grupo de adolescentes estudiado se presentaron con un predominio evidente en el sexo femenino, con un total de 30 pacientes, lo que representó el 78.9%, contra una pequeña representación del sexo masculino (8), para solo un 21.1% de la muestra escogida. El grupo más afectado en ambos sexos fue el comprendido entre 16 y 17 años, constituyendo el 50% de la muestra.

En un estudio realizado por Sánchez y colaboradores[63], en concordancia con esta investigación, se planteó que, las féminas adolescentes notifican casi el doble que los varones en esa misma etapa (74%) y el grupo de edades de 14 a 16 años como el de mayor predominio.

En desacuerdo con este estudio, en una investigación realizada en 2019 por Cardona y colaboradores[64], Finalmente, el subgrupo más numeroso es el de niños (menores de 11 años), lo que puede explicarse, porque en esta etapa evolutiva los niños inician la escolaridad básica y la aparición de los comportamientos problemáticos se hace más notoria. Al comparar las conductas de los niños con trastornos del neurodesarrollo con las de otros niños de su misma edad cronológica, se encontró que los primeros son más inmaduros, tienen menor capacidad para la resolución de problemas y más baja tolerancia a la frustración. De este modo, los padres y profesores encuentran más difícil educar a los niños con estos trastornos y por esa razón tienen más necesidad de consultar y buscar ayuda.

Tabla 2. Relación de adolescentes con TNF según tipo de crisis

Tipo de crisis	n	%
TNF motores	9	23.6
TNF con manifestaciones sensoriales	3	8.2
TNF axiales	6	15.7
TNF del habla Funcionales	8	21.0
TNF paroxísticos incluyendo convulsiones/ataques	12	31.5
Total	38	100

n: número de pacientes

Enfermedades comórbidas	n	%
Episodios depresivos	10	26.3
Trastornos por abuso de sustancias	11	28.5
Trastornos por estrés postraumático	3	8.2
Trastornos de ansiedad	10	26.3
Trastornos disociativos	4	10.7
Total	38	100

n: número de pacientes

En la Tabla 3 se constata como existe un predominio de la ingestión de sustancias como motivo de asistencia al cuerpo de guardia, presentándose en 11 pacientes, para un 28.5%, seguida por los episodios depresivos y los trastornos de ansiedad en igual cantidad, ambos con 26.3%; y en menor cantidad los trastornos por estrés postraumático, solo un total de 3 adolescentes, para un 8.2%.

Comparando con el estudio realizado por Cardona y colaboradores[64], lo más identificado de los TNF para los adolescentes fue el trastorno mixto de ansiedad y depresión. Similar a esta investigación, en un estudio realizado en Cundinamarca en el 2011, con adolescentes escolarizados de 10 a 17 años, se presentaron síntomas sugestivos de ansiedad exclusivamente, en el 28,3%, con síntomas depresivos exclusivamente en 3,3 % y síntomas tanto de ansiedad, como de depresión en 8,9%.

En el otro estudio realizado, en población infantil y adolescente, un 45 % presentaba un trastorno comórbido de depresión y/o ansiedad. [58, 63]

Algunas entidades psíquicas presentan comorbilidad con estos trastornos; entre las más frecuentes figuran los de ansiedad y depresivos, de personalidad y comportamentales. En ese orden de ideas, también se pueden mencionar el consumo inadecuado de sustancias psicoactivas y la conducta suicida, que se pueden asociar en todo su espectro a escolares y adolescentes, aportando un matiz peculiar al cuadro clínico y la evolución de dichos trastornos. [59, 63]

Tabla 4. Relación de adolescentes según resultado del Electroencefalograma con inducción de crisis

Resultado del Electroencefalograma	n	%
Positivo	9	23.6
Negativo	16	34.2
Inespecífico	13	42.1
Total	38	100

n: número de pacientes

En la tabla 4 de la presente investigación se aprecia que de los EEG el 42.1% tuvo un resultado negativo, lo que traduce la poca relación existente entre el surgimiento o empeoramiento de los TNF con la presencia de alteraciones en dicho estudio de imagen. Por el contrario, solo fue positivo en 9 adolescentes, lo que representó el 23.6%.

En una investigación realizada por María del Carmen Herrera y Yanny Echevarría-Cruz y colaboradores[66] ,del total de estudios realizados, en el 81,8 % de los casos se encontraron alteraciones. Resultados similares se encontraron en el estudio de Rojas J M et al[67]., donde el 76 % de los pacientes con TDAH estudiados presentaron alteraciones en el EEG.

En un estudio realizado por J. Campos[68] se registró que el 60% de los pacientes presentó anormalidades en los electroencefalogramas, no existiendo diferencias significativas por edad ni sexo. El grupo con trastorno obsesivo-compulsivo resultó con el más alto porcentaje de anormalidades.

En estudios de neuroimagen, se ha contemplado un aumento significativo de la actividad en el área motora suplementaria y la junción temporoparietal, ambas regiones clave en la producción de la sintomatología física.[69]

Tabla 5. Relación de adolescentes con trastornos neurológicos funcionales según síntomas y sexo

Sintomatología	Sexo				Total	
	Femenino		Masculino			
	n	%	n	%	n	%
Cefalea	7	18.4	2	5.2	9	23.6
Dolor abdominal	9	23.6	4	10.7	13	34.2
Dolores musculares	6	15.7	5	13.1	11	23.5
Dolor torácico	3	8.2	3	8.2	6	15.7
Náuseas	8	21.1	2	5.2	10	21.1
Vómitos	5	13.1	1	2.6	6	15.7
Temblores	6	15.7	2	5.2	8	21.1

n: número de pacientes

En el análisis de la tabla 5 se recoge la sintomatología existente en cada paciente estudiado, con un predominio absoluto de los síntomas en el sexo femenino, lo que coincide con otras literaturas registradas. El síntoma más referido a su vez, en este sexo fue el dolor abdominal, con un 23.6% del grupo estudiado y en menor cantidad se registró el dolor torácico, con un 8.2%. En el sexo masculino lo más frecuentemente referido fueron los dolores musculares, traduciendo un 13.1%, mientras que el síntoma menos constatado fue el vómito, solo en un 2.6%. Cabe resaltar que cada síntoma se presentó en más de 1 paciente y fueron muy pocos los monosintomáticos.

Citando por segunda ocasión a Sánchez[63] y colaboradores, en la mayoría de los estudios se señalan como síntomas más comunes el dolor abdominal, las cefaleas y las dolencias musculares y articulares. Así mismo se constató una tendencia similar en una investigación cuyo objetivo fue identificar algunas características clínico-epidemiológicas en una población infantojuvenil diagnosticada con trastornos de síntomas somáticos en servicios de pediatría y salud mental. Cabe señalar que las cefaleas constituyen una de las dolencias más comunes y el síntoma neurológico más frecuente, habitualmente asociado a estados de ansiedad, depresión y estrés emocional. Este síntoma es causa de ausentismo escolar e impide la realización de actividades sociales y personales.

Según estudios internacionales, entre las quejas por síntomas somáticos, el dolor abdominal supone 5 % en niños y 30 % en niñas, con una proporción varón/hembra de 1:5. Generalmente la presencia de un síntoma somático predispone a padecer otros, lo que resulta perjudicial, pues la coexistencia de varias alteraciones conduce al niño o al adolescente a un mayor deterioro y la invalidación para su desempeño cotidiano. Algunos expertos8 aseguran que las combinaciones de síntomas somáticos (alrededor de 15 %) suelen presentarse en mayor proporción que un síntoma de forma aislada; la unión más frecuente suele ser la cefalea y el dolor abdominal. En un estudio efectuado en Cuba se observó cefalea, dolor torácico y palpitaciones, con la aparición esporádica de vómitos. [63; 68]

Según M. R. Pérez Moreno y colaboradores[70], los adolescentes muestran más cefaleas, dolores torácicos y otros dolores transitorios que característicamente no provocan disfuncionalidad. Las mujeres refieren más quejas somáticas después de la pubertad. En la adolescencia se complica con malestar emocional, retraimiento social y dificultades académicas. En cuadros clínicos más graves se puede dar rechazo escolar y síndromes dolorosos recurrentes.

Asimismo, los síntomas somáticos recurrentes y molestos ocurren en 2-5 % de los niños y adolescentes, con particular prevalencia en el nivel primario de salud, donde es una situación habitual y a estos pacientes se les considera como "hiperfrecuentadores" o "policonsultantes", dado que asisten y utilizan los servicios de salud de modo frecuente, gastando una importante cantidad de tiempo y significativos recursos económicos.

Se estableció un predominio evidente en el sexo femenino, siendo la féminas las de mayor sintomatología. A pesar de ser los trastornos neurológicos funcionales paroxísticos el tipo de crisis más frecuentes, se comprobó una frecuencia elevada de presentación en cuanto a episodios ansiosos y depresivos. Se constató el mayor número de electroencefalogramas con resultado negativo, lo que tradujo la poca relación existente entre este y el surgimiento o empeoramiento de los trastornos neurológicos funcionales.

Recomendaciones

➢ Se deben implementar estrategias que permitan detectar factores protectores y de riesgo para evitar que se desarrollen trastornos mayores, secundarios a trastornos neurológicos funcionales, diseñando programas de educación encaminados hacia una buena salud mental de los jóvenes.

➢ Se deben planificar estrategias multimodales e intervenciones que permitan una atención integral personalizada en estas etapas de la vida.

➢ Solidificación de los resultados de la presente investigación.

BIBLIOGRAFÍA

1. Camacho Rubio J, Olmeda García MS. Trastornos disociativos. Med Prog de Form Med Contin Acredit [Internet]. Sept, 2019. [Citado 2020 Mar 23].12 (84):4938-46. Disponible en: https://www.sciencedirect.com/science/article/pii/S030454121930201X#

2. Espay AJ, Aybek Selma A, Edwards Mark J. Trastornos neurológicos funcionales. Diagnóstico y tratamiento con base en su fisioiopatología actual. JAMA Neurol. [Internet]. 2018 Jun 4. [Citado 2020 Mar 23]. Disponible en http://www.intramed.net/contenidover.asp?contenidoid=92695&pagina=2

3. Cancho Candela R. Hedrera Fernández A. Episodios paroxísticos no epilépticos. Rev. Form. Cont. Soc. Esp. Med. Adol. [Internet] 2018. [Citado 2020 Mar 23]; 6. (1):35-43. Disponible en: http://www.intramed.net/contenidover.asp?contenidoid=92695

4. Vásquez Rojas R, Silvestre JJ, Escobar Sánchez M. Crisis no epilépticas psicógenas en psiquiatría infantil. Ver Med UNAB. 2006. [Citado 2020 Mar 23]; 9 (3):220-5. Disponible en: https://biblat.unam.mx/hevila/Medunab/2006/vol9/no3/6.pdf

5. Baillès E, Pintor L, Torres X, Fernández-Egea E, de Pablo J, Arroyo S. Patología psiquiátrica en pacientes con crisis no epilépticas psicógenas derivados a una unidad de epilepsia en un hospital general. Actas Esp Psiquiatr 2004. [Citado 2020 May 6]; 32(2):76-81. Disponible en: https://sid.ul.es/isadocs/F8/ART12242/patologia_psiquiatrica.pdf

6. Marzo Ramírez T, Ramírez Romaguera M, Aguilera Pacheco O, Santos Ortiz L. Morbilidad neurológica en el Policlínico Ramón López Peña, Santiago de Cuba, enero a diciembre de 2018. Rev. inf. cient. [Internet]. 2019 Abr [citado 2020 Mar 23]; 98(2): 207-17. Disponible en:

http://scielo.sld.cu/scielo.php?script=sci_arttext&pid=S1028-99332019000200207&lng=es.

7. Barbosa León N. Restauración neurológica, un campo de avanzada en Cuba. La Habana, Cuba. Cuba Debate. [Consultado 23 Marzo 2020]. Disponible en: http://www.granma.cu/cuba/2016-03-01/restauracion-neurologica-un-campo-de-avanzada-en-cuba-01-03-2016-09-03-12

8. Rodríguez García PL. Historia de la Neurología en Cuba. Rev Cub Neurol y Neuroc [Internet] p. S56—S75, dic. 2013. [Citado 2020 Abr 02]. Disponible en: http://www.revneuro.sld.cu/index.php/neu/article/view/105.

9. Villa Acosta E. En Cuba no se hace milagros, se hace medicina. La Habana, Cuba. Cuba Sí. [Consultado 23 Marzo 2020]. Disponible en: http://cubasi.cu/es/cubasi-noticias-cuba-mundo-ultima-hora/item/2626-en-cuba-no-se-hace-milagros-se-hace-medicina

10. Fuentes GP. ¿Enfermedad neurológica o psiquiátrica? Rev. Chil. Neuro-psiquiatr. [Internet]. 2017 Jul [Citado 2020 Abr 02]; 55(3): 149-150. Disponible en: https://scielo.conicyt.cl/scielo.php?script=sci_arttext&pid=S0717-92272017000300149&lng=es.

11. Ministerio de Sanidad, Servicios Sociales e Igualdad. Secretaría General Técnica. Clasificación Internacional de Enfermedades - 10. ª Revisión Modificación Clínica 2.ª edición. Madrid, España. Imprenta Nacional de la Agencia Estatal Boletín Oficial del Estado. Enero 2018. [Consultado 2020 Abr 02]. Disponible en:

https://www.mscbs.gob.es/estadEstudios/estadisticas/normalizacion/CIE10/CIE10 ES_2018_diag_pdf_20180202.pdf

12. Masson SA. Versión española de la cuarta edición de la obra original en lengua inglesa Diagnostic and Statistical Manual of Mental Disorders: DSM-IV. Barcelona (España). American Psychiatric Association de Washington.1995 [Citado 2020 Abr 02]. Disponible en: http://www.eafit.edu.co/ninos/reddelaspreguntas/Documents/dsm-iv-manual-diagno stico-estadistico-trastornos-mentales.pdf

13. Asociación Americana de Psiquiatría. Guía de consulta de los criterios diagnósticos del DSM 5. Arlington, VA, EEUU. Asociación Americana de Psiquiatría, 2013. [Consultado 23 Marzo 2020]. Disponible en: http://www.eafit.edu.co/ninos/reddelaspreguntas/Documents/dsm-v-guia-consulta-manual-diagnostico-estadistico-trastornos-mentales.pdf

14. Otero Ojeda ÁA & Acosta N. Características y aportaciones fundamentales del 3er Glosario Cubano de Psiquiatría (GC3). Monografía Hospital Psiquiátrico de La Habana. La Habana, Cuba. 1995. [Consultado 23 Marzo 2020]. Disponible en: https://imbiomed.com.mx/1/1/articulos.php?method=print&id_revista=179&id_secci on=3009&id_ejemplar=5221&id_articulo=51539

15. Suárez-Escudero JC. Discapacidad y neurociencias: la magnitud del déficit neurológico y neuro psiquiátrico. Acta Neurol Colomb. [Internet]. 2014 Oct [Citado 2020 Abr 02]; 30(4): 290-9. Disponible en: http://www.scielo.org.co/scielo.php?script=sci_arttext&pid=S0120-8748201400040 0009&lng=en

16. Giagante B, D'Alessio L, Silva W, Kochen S. Crisis no epilépticas psicógenas. Rev Col Psiq [Internet] 2007. [Citado 2020 Feb 20] 36 (1):187-207. Disponible en: http://www.redalcy.org/articulo.oa?id=80615418015

17. Rabe, F. Kasuistik. In: Die Kombination hysterischer und epileptischer Anfälle. Schriftenreihe Neurologie — Neurology Series, [Internet] (1970). [Citado 2020 Feb 20] 5, 32-99. Springer, Berlin, Heidelberg. Disponible en: https://doi.org/10.1007/978-3-642-86292-2_6.

18. Golden NH, Benett HS, Pollack MA, Schoemberg SK. Seizures in adolescence: a reviewed of patients admitted in an adolescence service. Adolesc Health Care [Internet] 1985. [Citado 2020 Feb 20]; 6 (1):25-7. Disponible en: https://www.ncbi.nlm.nih.gov/pubmed/3965415

19. Bori F. I Congreso Argentino de Medicina Interna Pediátrica Mesa: Cuando los síntomas no son orgánico. Revista Psychiatric Times. EE.UU. [Internet]. 2016 [Citado 2019 Nov 04]. Disponible en: https://docplayer.es/54448693-1-congreso-argentino-de-medicina-interna-pediatric a-mesa-cuando-los-sintomas-no-son-organico-dr-francisco-bori-medico-pediatra-m edico-psiquiatra.html

20. Duncan R, Meritxell O, Martin E, Pelosi A. Late onset psychogenic non epileptic attacks. Neurology [Internet]. 2006 Jun 13 [Citado 2019 Nov 04]. 66 (11):1644-7. Disponible en: https://www.ncbi.nlm.nih.gov/pubmed/16769934

21. Jiménez-Roldán S, Hípola D, de Andrés C, Mateo D, Orengo F. Fenomenología crítica motora en pacientes no epilépticos con crisis psicógenas. REV NEUROL

[Internet] 1998. [Citado 2020 Feb 20] 27 (157): 395-400. Disponible en: https://www.researchgate.net/publication/331234088

22. Navarro Ovando L. Trastornos somatomorfos. Rev Mex Neuroc [Internet] 2009; [Citado 2020 Feb 20] 10 (1): 34-3. Disponible en: https://www.medigraphic.com/pdfs/revmexneu/rmn-2009/rmn091f.pdf

23. Medina Malo C. Epilepsia. Aspectos Clínicos y Psicosociales. [Internet] 2006 dic 12. *Medicina*. *28* (4): 184-6. [Consultado 2020 Feb 20]. Disponible en: https://revistamedicina.net/ojsanm/index.php/Medicina/article/view/75-5

24. Palmer BA. Trastornos disociativos. Mayo Clinic, Rochester, Minn[Internet] 2017 Nov 17[Consultado 2020 Feb 20]. Disponible en: https://www.mayoclinic.org/es-es/diseases-conditions/dissociative-disorders/symptoms-causes/syc-20355215

25. Wikipedia_la_enciclopedia_libre. [Internet] Disociación (psicología) término en psicología.pdf-Foxit Reader. EE.UU. [Citado 2019 Nov 20]. Disponible en: https://es.wikipedia.org/w/index.php?title=Disociación_(psicología)&oldid=123648751

26. Tenreyro C, Valdez Paolasini MG, Areco Pico MM, Korman Guido P, Sarudiansky M. Procesos cognitivos en los Trastornos Neurológicos Funcionales. X Congreso Internacional de Investigación y Práctica Profesional en Psicología. XXV Jornadas de Investigación. XIV Encuentro de Investigadores en Psicología del MERCOSUR. Facultad de Psicología -Universidad de Buenos Aires, Buenos Aires. [Internet] 2018. [Citado 2020 Feb 20]. Disponible en: https://www.aacademica.org/000-122/68

27. Ministerio de Sanidad, Servicios Sociales e igualdad. Indicadores de salud 2017. Evolución de los indicadores del estado de salud en España y su magnitud en el contexto de la Unión Europea [en línea] España [Internet] 2017. [Citado 2019 Nov 7]. Disponible en: https://www.mscbs.gob.es/estadEstudios/estadisticas/inforRecopilaciones/docs/Indicadores2017.pdf

28. Oto M, Conway P, McGonigal A, Russell AJ, Duncan R. Gender differences in psychogenic non epileptic seizures. Seizure. [Internet] 2005. [Citado 2020 Feb 20]. 14:33-9. Disponible en: https://www.seizure-journal.com/action/showPdf?pii=S1059-1311%2804%2900048-2

29. Sar V, Dorahy MJ, Krüger C. Revisiting the etiological aspects of dissociative identity disorder: a biopsychosocial perspective. Psychol Res Behav Manag. [Internet].2017 May 2 [citado 2019 dic 8] 10:137-146. Disponible en: https://www.ncbi.nlm.nih.gov/pubmed/28496375

30. Proapsi: Programa de actualización en psiquiatría: Trastornos psiquiátricos en las epilepsias. Revista Psychiatric Times. [Internet] 2016. [Citado 2019 Nov 7] Disponible en: https://www.sap.org.ar/docs/Congresos2016/Medicina%20Interna/PDFs%20Jueves/J28_Bori_Cdo%20los%20sintomas_Somatizacion.pdf

31. Antelmi E, Donadio V, Incensi A, Plazzi G, Liguori R. Skin nerve phosphorylated alpha-synuclein deposits in idiopatic REM sleep behaivor disorder. Neurology.

[Internet] 2017. [Citado 2020 Febrero 20]; 88: 2128-31. Disponible en: https://www.ncbi.nlm.nih.gov/pubmed/28468843

32. González Rabelino G. Valoración del niño con trastorno paroxístico del movimiento. Rev chil Pediatr. [Internet] 2017. [Citado 2020 Feb 20]. 88 (1):66-9. Disponible en:

https://www.sochipe.cl/Suple-Chilena-de-Pediatria-88-1-2017/files/assets/basic-html/page71.html

33. Equipo docente del I Curso formativo sobre trastornos del movimiento funcionales para médicos y terapeutas. Ruber Internacional promueve el enfoque multidisciplinar para el abordaje de trastornos del movimiento funcionales. Redacción prnoticias, Publ. prsalud. Madrid (España) [Internet] 10 de Febrero 2020. [Consultado 2020 Feb 20]. Disponible en: https://prnoticias.com/salud/sala-de-prensa-pr-salud/20177350-hospital-ruber-internacional-curso-formativo-trastornos-movimiento-funcionales-medicos-terapeutas#inline-auto1611

34. Leonides Laguna S, Ramírez Carralero M, Laguna Salvia L, Leyva López B. Caracterización Clinico-Epidemiológica del Temblor Esencial en Familias de Holguín y Matanzas. Art.[Internet] 2009. [Citado 2020 Feb 20] Holguín, Cuba. Disponible en: http://revecuatneurol.com/wp-content/uploads/2015/06/Caracterizaci%C3%B3n-Cl%C3%ADnico-Epidemiol%C3%B3gica-del-Temblor-Esencial-en-Familias-de-Holgu%C3%ADn-y-Matanzas-Cuba.pdf

35. Kerr WT, Janio EA, Braesch CT, Le JM, Hori JM, Patel AB, et al. An objective score to identify psychogenic seizures based on age of onset and history. Epilepsy & behavior: E&B [Internet] 2018. [Citado 2019 Dic 10] 80:75—83. https://doi.org/10.1016/j.yebeh.2017.11.035

36. Nachar R, Paz Castañeda C, Mena C, et al. [Internet]. Aspectos básicos del examen mental. Psiquiatría 1 y 25° año de medicina. Universidad Finis Terrae. Chile. 2018. [Citado 2020 Mayo 11]. Disponible en: https://www.medfinis.cl/img/manuales/examen-mental-uft.pdf

37. Krumholz A, Wiebe S, Gronseth GS, Gloss DS, Sanchez AM, Kabir AA et al. Evidence-based guideline: management of an unprovoked first seizure in adults. Report of the Guideline Development Subcommittee of the American Academy of Neuology and the Ameican Epilepsy Society. Neurology [Internet] 2015. [Citado 2020 Feb 20]. 84 (16):1705-13. Disponible en: https://n.neurology.org/content/84/16/1705

38. Velázquez Pérez L, Rodríguez Labrada R, Sánchez Cruz G, Laffita Mesa JM, Almaguer Mederos L, Aguilera Rodríguez R, et al. Caracterización integral de la ataxia espinocerebelosa 2 en Cuba y su aplicación en proyectos de intervención. Rev Cubana Salud Pública [Internet]. Sept, 2011 [Citado 2020 Abr 03]; .37 (3): 230-244. Disponible en: http://scielo.sld.cu/scielo.php?script=sci_arttext&pid=S0864-34662011000300006&lng=es.

39. Lara W, Rojas C. Memorias IX Congreso Internacional Cerebro-Mente. Una ventana al monitoreo de la producción oral de niños con trastorno primario del

lenguaje: La Autorreparación. Revista Neuropsicología, Neuropsiquiatría y Neurociencias. Guadalajara [Internet]. 2016 [Citado 2019 Nov 04] 16(2): 59-60. Disponible en:

https://revistannn.files.wordpress.com/2016/04/nnn-vol-16-n2-memorias-congreso-guadalajara.pdf

40. Vivancos Matellano F. Abordaje diagnóstico y terapéutico de las distonías. Rev chil Pediatr. [Internet]. 2017 Sept [citado 2020 Abr 03]; 88 (1): 70-4. Disponible en: http://www.amn-web.com/gestion/archivos/Ponencias.pdf

41. Abenia Usón P, García Jiménez MC, García Sánchez N, López Pisón J. Aproximación diagnóstica a problemas neurológicos prevalentes en la consulta de pediatría en Atención Primaria. En: AEPap ed. Curso de Actualización Pediatría 2005. Madrid: Exlibris Ediciones. [Internet]. 2005 [Citado 2020 Abr 03]. p. 221-235.   Disponible   en: https://www.aepap.org/sites/default/files/aproxima_neuro.pdf

42. Toledo M, Carnero-Pardo C, Carreño-Martínez M, Escudero-Torrella J, Gaig C, García-Ribas G, et al. «Apuntes en Neurología»: una síntesis de la evidencia en trastornos neurológicos comunes paroxísticos y en trastornos neurodegenerativos [REV NEUROL [Internet] 2018. [Citado 2020 Abr 03] 67 (1):1-21. Disponible en: https://www.neurologia.com/articulo/2018417

43. Dubarry A, Lacarrubba F, Centurión C, Irala C, Giménez F. Descripción de la consulta neurológica ambulatoria en el Hospital Distrital de Villa Elisa, Paraguay. Rev. virtual Soc. Parag. Med. Int.   [Internet]. 2017 Mar [Citado 2020 Abr 03]; 4 (1): 66-9.   Disponible   en:

http://scielo.iics.una.py/scielo.php?script=sci_arttext&pid=S2312-38932017000100066&lng=en.

44. Middlesex Health [Internet]. Trastornos neurológicos funcionales o neurosis histérica. Middlesex Health 28 Crescent Street Middletown, EE.UU. [Citado 2019 Nov 20]. Disponible en: https://middlesexhealth.org/learning-center/espanol/enfermedades-y-afecciones/trastornos-neurol-gicos-funcionales-o-neurosis-hist-rica

45. Olazarán J, Hoyos-Alonso MC, Del Ser, T, Garrido Barral A, Conde-Sala JL, Bermejo-Pareja F, et al. Practical application of brief cognitive test. Neurology [Internet] April 2016. [Citado 2020 Abr 03];.31 (3):183-94. Disponible en:

https://www.sciencedirect.com/science/journal/21735808/31/3

46. Loewenstein RJ. Dissociative amnesia: epidemiology, pathogenesis, clinical manifestations, course, and diagnosis. Up To Date [Internet] 2018 May 18 [Consultado enero 2020]. Disponible en: https://www.uptodate.com/contents/dissociative-amnesia-epidemiology-pathogenesis-clinical-manifestations-course-and-diagnosis

47. Reyes Marrero R, de Portugal Fernández de Rivero E.B N. Trastornos de ansiedad. Med Prog de Form Med Contin Acredit. [Internet]. Sept, 2019. [Citado 2019 dic 8]. 12 (84). 4911-7. Disponible en: https://www.sciencedirect.com/science/article/pii/S0304541219301982#!d

48. Homepage El Médico Interactivo [Internet]. Noticias Internacionales. Los escáneres cerebrales ayudan a diagnosticar trastornos neurológicos y psiquiátricos. 23 de

abril 2018. [Citado 2019 dic 8]. Disponible en https://elmedicointeractivo.com/los-escaneres-cerebrales-ayudan-diagnosticar-tras ornos-neurologicos-y-psiquiatricos/

49. Vicente Fernández MC. Estudio sobre Ansiedad Social infantil. Universidad de Jaén, Facultad de Humanidades y Ciencias de la Educación. [Internet] 2016 mayo 30. [Citado 2019 dic 8]. Disponible en http://tauja.ujaen.es/bitstream/10953.1/3592/1/Vicente_Fernndez_MaraCristina_TF G_Psicologa.pdf

50. Hervás A. Desregulación emocional y trastornos del espectro autista. Rev Neurol. [Internet] 2017 mayo 30. [Citado 2020-05-06]; 64 (1):0-25. Disponible en: https://www.neurologia.com/articulo/2017030

51. Shadye Matar-Khalil 1. Neurocovid-19: efectos del COVID-19 en el cerebro. Rev Panam Salud Publica 2022; 46: e108. Published online 2022 Jul 20. Spanish. doi: 10.26633/RPSP.2022.108. [Citado 2023 jul 136]. Disponible en https://www.ncbi.nlm.nih.gov/pmc/articles/PMC9299392/

52. Foote B. Dissociative identity disorder: epidemiology, pathogenesis, clinical manifestations, course, assessment, and diagnosis. Up To Date [Internet] 2018. [Consultado 2019 Ene 12]. Disponible en: https://www.uptodate.com/contents/dissociative-identity-disorder-epidemiology-pat hogenesis-clinical-manifestations-course-assessment-and-diagnosis

53. Parra Díaz P, Chico García JL, Natera Villalba E, Nedkova Hristova V, Beltrán Corbellini Á, Rodríguez Jorge F, et al. Cuanto antes, mejor: diagnóstico e intervención precoz en los trastornos neurológicos funcionales. Hospital

Universitario Ramón y Cajal. Neurología, Madrid, España. Art [Internet] 2018. [Citado 2019 dic 8]. Disponible en: https://www.postersessiononline.es/312191188_es/congresos/71rasen/aula/-aAl_7 7_71rasen.pdf

54. Byun S, Brumariu LE, Lyons-Ruth K. Disorganized attachment in young adulthood as a partial mediator of relations between severity of childhood abuse and dissociation. Journal Trauma Dissociation. [Internet] 2016. [Citado 2019 dic 8]; 17 (4):460-79. Disponible en https://www.ncbi.nlm.nih.gov/pmc/articles/PMC5004628/

55. Marín Cabrero B. Síntomas Neurológicos Funcionales: abordaje general e intervenciones psicológicas. Revista Digital de Medicina Psicosomática y Psicoterapia. [Internet] Marzo 2017. [Citado 2020 Feb 20] 7 (1). Disponible en: https://psiquiatria.com/psicologia/sintomas-neurologicos-funcionales-abordaje-gen eral-e-intervenciones-psicologicas/

56. Colón Claudia. Rehabilitación física en Cuba, por su salud. La Habana, Cuba. Radio Reloj. [Consultado 23 Marzo 2020]. Disponible en: http://www.radioreloj.cu/es/revista_semanal/marti-el_alma-de-bolivar-nos-alienta/

57. Cerisola A, Levaggi E, Martínez M, Muttoni M, Peña N. Tecnología médica en el tratamiento de la discapacidad motriz. Rev chil Pediatr. [Internet]. Sept 2017 [Citado 2020 Abr 03]; 88 (1): 62-5. Disponible en: http://www.amn-web.com/gestion/archivos/Ponencias.pdf

58. Wyllie E, Glazer JP, Benbadis S, Kotagal P, Wolgamuth B. Psychiatric features of children and adolescents with pseudoseizure. [Internet] 1999; [Citado 2020 Feb 20] 153 (3): 244-8. Disponible en: https://www.ncbi.nlm.nih.gov/pubmed/10086400

59. Sadock BJ, Sadock VA, Ruiz P. Kaplan and Sadocks Synopsis of psychiatry: Behavioral sciences/clinical psychiatry. 11th ed. Philadelphia: Wolters Kluwe [Internet] 2015. [Citado 2019 dic 8]. Disponible en: https://www.amazon.es/Kaplan-Sadocks-Synopsis-Psychiatry-Behavioral/dp/16091 39712

60. Restrepo Miguel, Restrepo Diana. Del trastorno conversivo a los trastornos neurológicos funcionales. ¿Superando el diagnóstico por descarte? Rev Col Psiq. [Internet] 2017 feb 24. [Citado 2019 dic 8]. 48.(3):174-181. Disponible en: https://www.elsevier.es/es-revista-revista-colombiana-psiquiatria-379-avance-resu men-del-trastorno-conversivo-los-trastornos-S0034745017301403

61. León-Delgado M X, Flórez-Rojas S P, Torres M, Rengifo-Varona M L, Prada D. La importancia de evaluar síntomas y alteraciones funcionales en enfermedades neurológicas crónicas: experiencia en cuidado paliativo y rehabilitación en una institución colombiana. Aquichan [Internet]. 2010 Dec [cited 2023 July 21] ; 10(3): 228-243. Disponible en: http://www.scielo.org.co/scielo.php?script=sci_arttext&pid=S1657-5997201000030 0005&lng=en.

62. Barrios OI, Anido EV, Morera PM. Declaración de Helsinki: cambios y exégesis. Revista Cubana de Salud Pública. 2016;42(1):132-142. Disponible en: https://www.medigraphic.com/cgi-bin/new/resumen.cgi?IDARTICULO=64992

63. Sánchez-Boris, IM. Los trastornos psicosomáticos en el niño y el adolescente. MEDISAN [Internet]. 2020 [citado 17 Jul 2023]; 24 (5): [aprox. 18 p.]. Disponible en: https://medisan.sld.cu/index.php/san/article/view/3125

64. Cardona Cardona M L, Escobar Gómez I, Sánchez Acosta D, Carvajal Castrillón J.Caracterización clínica de niños, niñas y adolescentes atendidos en una unidad de neuropsicología de Medellín, Colombia (2019). Rev Chil. Neuropsicología. 14(2). 40-44. [Citado 2023 Jul 11]. Disponible en: https://dialnet.unirioja.es/metricas/investigadores/5305540

65. Peralta Martín V, Cuesta Zorita M J,Casas Fernández de Tejerina J M. Trastornos motores y síntomas deficitarios en primeros episodios psicóticos no tratados con antipsicóticos. Univ.Pub.de Navarra. Dpto. Cienc. de la Salud. [Citado 2023 Jul 11]. Disponible en: https://academica-e.unavarra.es/handle/2454/18316?show=full

66. Herrera-de-la-Uz M, Echevarría-Cruz Y, García-Fernández M, Barrabés-Mazón A, Álvarez-Ravelo Y. Caracterización electroencefalográfica en los pacientes de tres a 18 años de edad con diagnóstico de trastorno por déficit de atención e hiperactividad. Revista de Ciencias Médicas de Pinar del Río [revista en Internet]. 2022 [citado 2023 Jul 16]; 26(5):[aprox. 0 p.]. Disponible en: https://revcmpinar.sld.cu/index.php/publicaciones/article/view/5611

67. Rojas de Dios JM. Alteraciones electroencefalográficas en niños con trastornos por deficit de atención/hiperactividad. Gaceta Medica Espirituana[Internet].2012[citado 2023 Jul 16]; 14(2). Disponible en: http://revgmespirituana.sld.sld.cu

68. Campos J. Anormalidades Electroencefalográficas y Trastornos de Ansiedad: Posible Relación Etiológica. AVFT [Internet]. 2002 Jul [citado 2023 Jul 16] ; 21(2): 183-9. Disponible en: http://ve.scielo.org/scielo.php?script=sci_arttext&pid=S0798-02642002000200009&lng=es.

69. Uzcategui Vielma AJ, Morela Rojas C, Martinez C, Méndez Jiménez LA, Pantoja Rivas JH. Hallazgos electroencefalograficos en niños con trastornos del aprendizaje. Arch Venez Puer Ped [Internet]. 2009 Mar [citado 2023 Jul 12]; 72(1): 13-9. Disponible en: http://ve.scielo.org/scielo.php?script=sci_arttext&pid=S0004-06492009000100003&lng=es.

70. Pérez Moreno M R, Alonso González I M, Gómez-Vallejo S, Moreno Pardillo DM. Trastornos somatomorfos y síntomas somáticos funcionales en niños y adolescentes. Rev. Psiq. Infanto-Juvenil. (Internet) Wed, 30 Jun 2021. [citado 2023 Jul 12]. 38(2.2021): 41-58 Disponible en: DOI: 10.31766/revpsij. v38n2a4. https://www.aepnya.eu/index.php/revistaaepnya/article/view/350/781

RECURSOS HUMANOS PRINCIPALES

Nombre y apellidos	Marcar si es jefe de resultado	Grado científico	Categoría científica docente	Institución
Dra. Yaimara Dorta Correa	-	Máster en Atención Integral al niño	Especialista en segun(grado en Psiquiatría Infantojuven Profesora auxiliar	Hospital Comandante Pinares
Dr. Juan Carlos	-	Máster en Atención	Especialista en segun(grado en Pediatría	Hospital Comandante

Cruz Robaina		Integral al niño	Profesor auxiliar	Pinares
Dra. Duvania Alcántara Castaño	Jefa	-	Residente de tercer año de Pediatría Especialista en Medicii General Integral	Hospital Comandante Pinares

EXPERIENCIA RELACIONADA CON EL OBJETIVO DE LA AUTORA DE LA TESIS

Como autora de la tesis desde el comienzo de la especialidad de pediatría he podido percibir la frecuencia con que se presentan los TNF en los adolescentes, sobre todo en el sexo femenino. Es alarmante el número de pacientes que acuden a nuestro servicio con este tipo de patologías, teniendo como base factores desencadenantes o predisponentes que radican fundamentalmente en las características del medio familiar en el que han crecido. Por esto considero que esta investigación será beneficiosa no solo para los adolescentes sino también para aquellos que les rodean, ofreciéndole herramientas para enfrentarlos y para mejorar sus conductas ante estos.

Anexo 1. Consentimiento informado

Título de la investigación: Características clínico epidemiológicas de adolescentes con Trastornos Neurológicos Funcionales. Hospital Comandante Pinares. 2020-2022.

Tiempo de duración: 3 años.   Autora de la investigación: Dra. Duvania Alcántara Castaño

Propósito de la investigación: Caracterizar a un grupo de adolescentes ingresados en el servicio de pediatría con el diagnóstico de trastornos neurológicos funcionales en el período establecido entre enero de 2020 a diciembre de 2022.

Yo ______________________________ y en uso de mis facultades libre y voluntariamente, declaro: después de habérseme informado con detalles las características del trabajo investigativo en el cual tomará parte mi hijo y considerando las posibles ventajas que el mismo reportará al conocimiento científico, divulgándose los resultados en eventos científicos de reconocido prestigio y tras habérseme explicado mi entera libertad de disponer que mi hijo abandone la investigación en cualquier momento en que así lo considere, consiento que participe en la misma.

Dado a los _____________días del mes de ___________del _________

_________________Firma del padre o tutor del niño:

_________________ Firma del autor: ----------------------------------Testigo presencial

Anexo 2. Características clínico epidemiológicas de los adolescentes con trastornos neurológicos funcionales. cuestionario

Nombre y Apellidos: _______________________________Edad: _______Sexo: ________

Pregunta 1. Tipo de crisis

- ____TNF motores

- ____TNF con manifestaciones sensoriales

- ____TNF axiales

- ____TNF del habla Funcionales

- ____TNF paroxísticos incluyendo convulsiones/ataques

Pregunta 2. Enfermedades comórbidas

- ____Episodios depresivos

- ____Trastornos por abuso de sustancias

- ____Trastorno por estrés postraumático

- ____Trastornos de ansiedad

- ____Trastornos disociativos

Pregunta 3. Resultado del electroencefalograma con inducción de crisis

- ____Positivo

- ____Negativo

Pregunta 4. Síntomas presentes en el grupo de adolescentes estudiado.

A. ____Cefalea

B. ____Dolor abdominal

C. ____Dolores musculares

D. ____Dolor torácico

E. ____Náuseas

F. ____Vómitos

G. ____Temblores

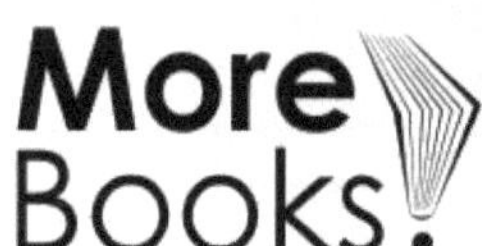
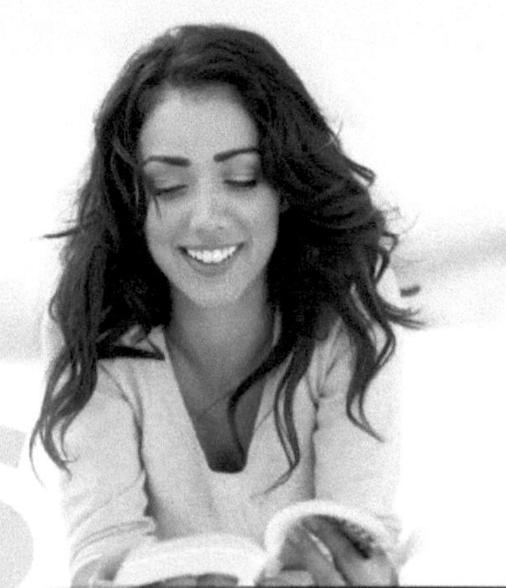

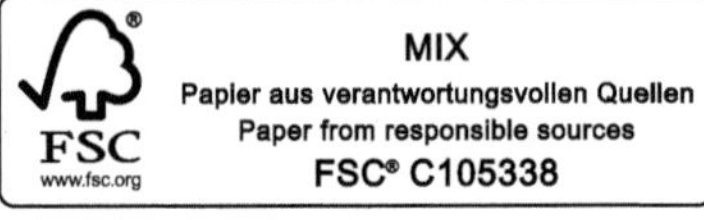

Printed by Books on Demand GmbH, Norderstedt / Germany